d $\frac{62}{160}$.

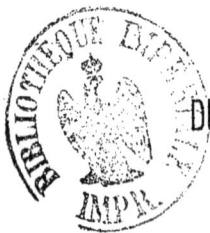

DU MODE D'ORIGINE ET DE PROPAGATION

DE LA

FIÈVRE TYPHOIDE

DANS NOS CAMPAGNES

Par M. le Docteur PRADÈNHES

Commnniqué à la Société médicale du Cantal dans sa séance du
15 octobre 1869.

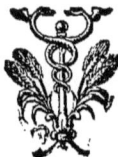

AURILLAC

IMPRIMERIÈ H. GENTET

Successeur de Ferary Frères

IMPRIMEUR DE LA PRÉFECTURE ET DE LA COMPAGNIE D'ORLÉANS

Année 1869

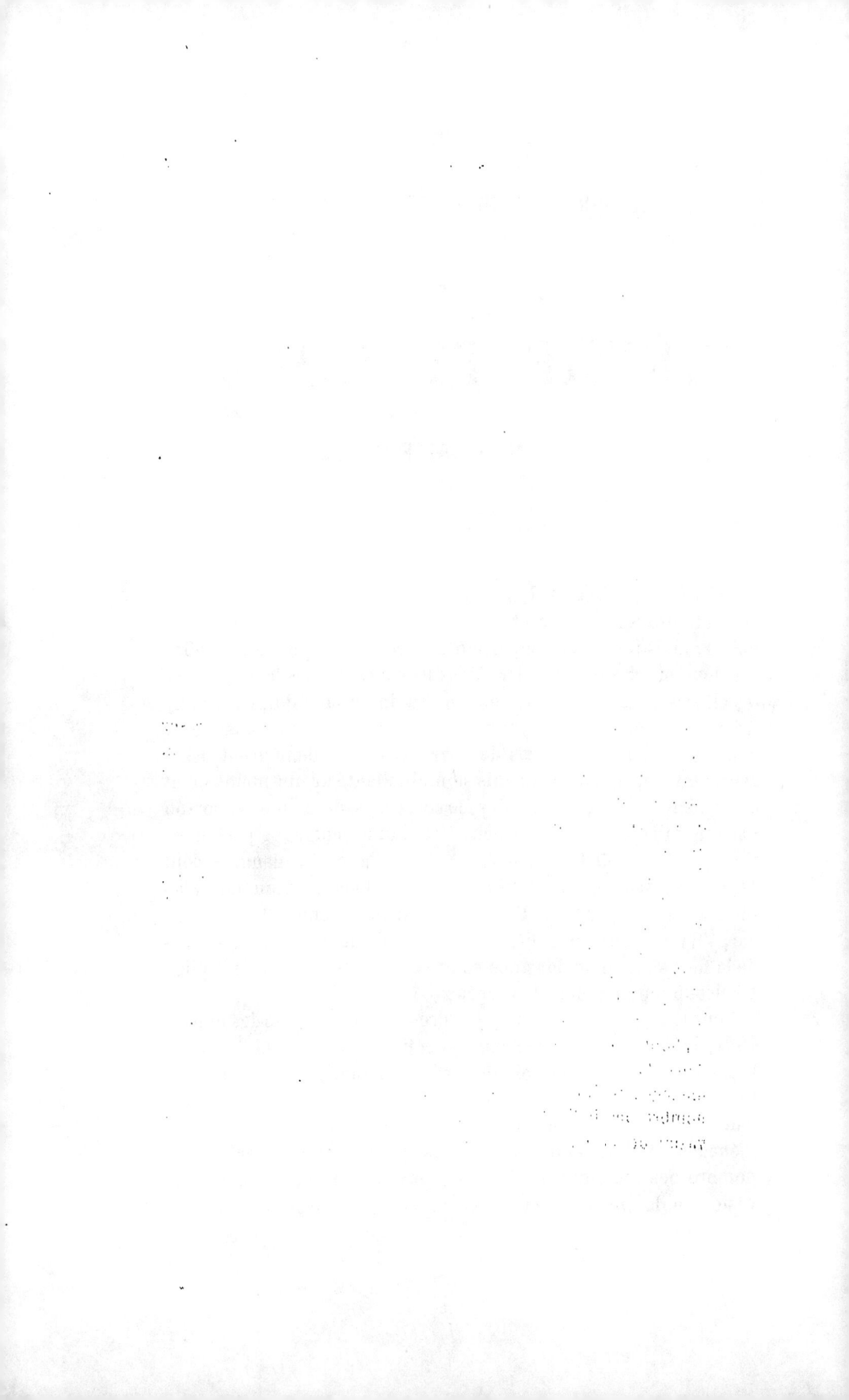

DU MODE D'ORIGINE ET DE PROPAGATION

DE LA

FIÈVRE TYPHOÏDE

DANS NOS CAMPAGNES

J'ai vu, en 1867 et 1868, beaucoup plus de fièvres typhoïdes que de coutume. En 1869, le chiffre des malades a considérablement baissé, mais il est resté supérieur encore à la moyenne annuelle. J'ai donc pu observer à loisir, dans le cours de ces trois années, les allures de la dothiénentérie. Un fait important qui, d'ailleurs, n'était pas nouveau pour moi, a surtout attiré mon attention : dans nos campagnes les cas de fièvre typhoïde demeurent assez rarement isolés; d'ordinaire ils se multiplient sur un même point et forment de petites épidémies circonscrites dans une maison ou dans un village. Ce fait ne peut être indifférent pour personne; il importe en effet à chacun de savoir à quels dangers sont exposés sa santé et sa vie même dans une habitation où la maladie a fait son apparition. Il intéresse particulièrement le médecin, car, s'il ne résout pas entièrement le problème du mode d'origine de la fièvre typhoïde dans nos contrées, du moins il le simplifie beaucoup, comme nous le verrons.

Pour le mettre en évidence, j'ai dressé pour chacune des années 1867, 1868 et 1869 un tableau synoptique dans lequel figurent : le nom des localités où j'ai observé un ou plusieurs cas de fièvre typhoïde; le nombre des maisons, des ménages et des individus dans chacune de ces localités; le nombre et la désignation des ménages atteints; celui des individus composant ces ménages; le nombre des individus atteints, leur sexe et leur âge; la date d'invasion de la maladie, sa durée et sa terminaison pour chacun d'eux ; le nombre des individus épargnés dans le ménage envahi ; le classement de ces individus en catégories de 1re enfance, 2e enfance, âge adulte, âge de retour et vieillesse. Enfin, dans une colonne d'observations, j'ai noté les circonstances relatives à l'origine du premier cas de fièvre thyphoïde dans chaque groupe de malades, aux conditions d'habitation de chaque famille, etc.

Ce n'est pas tout : en 1867 et 1868, j'ai vu assez fréquemment un individu, atteint de fièvre typhoïde dans un foyer épidémique, quitter le foyer au début de sa maladie pour se retirer dans un ménage sain, appartenant quelquefois à la localité même, mais le plus souvent à un autre village plus ou moins éloigné. Les suites de cette translation ont été diverses, tantôt nulles, tantôt des plus fâcheuses pour la famille qui recevait le malade. Les faits de cet ordre ont nécessité deux autres tableaux annexés aux tableaux Nos 1 et 2. Dans ces deux tableaux-annexes figurent : le foyer épidémique d'où part le malade ; la date du départ ; la désignation du ménage sain qui le recueille ; le nombre des individus composant le ménage ; le nombre de ceux qui subissent et de ceux qui évitent la contagion, etc.

Ces divers tableaux sont passablement compliqués, mais je ne pouvais pas les simplifier davantage sans omettre des détails qui m'ont paru avoir quelque importance.

Les voici :

Il suffit de parcourir d'un regard les tableaux Nᵒˢ 1, 2 et 3, pour vérifier ce que j'avançais tout-à-l'heure sur le mode de distribution de la fièvre typhoïde dans nos campagnes. Il n'en est pas de cette maladie comme de la pneumonie, de l'érysipèle et de tant d'autres affections qui se montrent presque toujours par cas isolés. Ici la sporadicité est l'exception ; l'agglomération des cas est la règle. Ainsi, des 46 ménages inscrits sur ces trois tableaux et envahis par la dothiénentérie, 16 seulement n'ont eu qu'un cas unique, et 30 ont présenté des groupes de malades. — Des 16 premiers cas, beaucoup ne sont isolés que dans la famille où ils se sont produits, mais ils font partie d'un groupe si l'on a égard à la totalité du village où plusieurs autres cas analogues se montraient à la même époque. Cette rectification faite, il resterait seulement 5 cas vraiment isolés et 20 groupes comprenant un total de 118 malades.

De ces 20 petites épidémies, 13 n'ont intéressé qu'une seule famille.

Dans quelques-unes de ces familles il y a eu autant ou presque autant de malades que d'individus.

Obs. I. — A Cajalat, commune de St-Etienne-de-Carlat, la famille C.... (tableau Nᵒ 1-8) se compose : du grand-père et de la grand'mère, âgés, l'un de 84 et l'autre de 79 ans ; du père et de la mère, âgés de 45 et 30 ans; de leurs trois enfants, âgés de 9, 12 et 13 ans, et de deux domestiques adultes.

Le père vint me consulter le 29 septembre 1867. Il était malade depuis le 20, avait dû renoncer à tout travail depuis le début, mais ne s'était pas alité. Il avait un peu de fièvre, se plaignait de céphalalgie et de faiblesse; sa langue était saburrale; il ne mangeait presque pas, et se trouvait constipé depuis les premiers jours de sa maladie.

Quelques jours plus tard il se trouvait mieux, et se reprenait à travailler un peu ; mais le 6 octobre, une rechute se produisait, et pendant la quinzaine suivante le malade éprouvait de nouveau une forte céphalalgie, de la faiblesse, de l'inappétence, de la constipation et des sueurs chaque nuit.

Le 24 octobre, je le voyais pâle et amaigri, mais convalescent, et doué d'un grand appétit.

A cette date, quatre autres membres de la famille étaient alités, la grand'mère, depuis le 6 octobre, et les trois enfants, l'un, garçon de 9 ans, depuis le 18 octobre, et les deux autres, un garçon de 13 ans et une fille de 12, depuis le 19.

La grand'mère présentait une fièvre modérée (100 pulsations), de la céphalalgie, moindre à cette époque que pendant les premiers jours, un état saburral de la langue, de l'inappétence, de la constipation, de la toux et des râles muqueux dans les deux poumons.

Chez les trois enfants : état fébrile plus ou moins intense ; forte céphalalgie et douleur de ventre ; langue saburrale, blanche, avec rougeur des bords et de la pointe ; vomissement bilieux depuis les trois ou quatre derniers jours ; diarrhée modérée chez les deux garçons et datant du cinquième jour pour l'un et l'autre ; gargouillement dans la fosse iliaque droite.

Chez la jeune fille, ni diarrhée, ni gargouillement, mais de la constipation.

Le 31 octobre, l'état de la grand'mère est à peu près le même.

Les trois enfants sont toujours couchés. La jeune fille a une fièvre intense. Elle est absolument constipée. La fièvre est moins vive chez les deux garçons ; l'un a toujours un peu de diarrhée ; pour l'autre, la diarrhée a cessé après avoir duré six jours. Bronchite avec râles sibilants chez l'un et l'autre. Tous les deux, ainsi que leur sœur, ont le tronc couvert de vésicules de sudamina.

Je trouve un nouveau malade dans la maison : c'est le grand-père, âgé de 84 ans ; il est atteint et alité depuis le 24 octobre. Il se plaint du mal de tête, a perdu l'appétit et les forces jusque-là bien conservées malgré son grand âge. Il a de la fièvre ; la langue est saburrale. Constipation depuis le début. Ni météorisme, ni gargouillement.

Le 25 novembre je suis rappelé à Cajalat, pour la mère cette fois. Je trouve les trois enfants jouant à la porte de la maison ; ils sont convalescents depuis quelques jours, mais d'une pâleur et d'une maigreur qui témoignent d'une récente et sérieuse maladie.

Le grand-père est assis au coin du feu, pâle et amaigri lui aussi ; mais il se trouve mieux et a repris quelque appétit depuis trois ou quatre jours. Jusque-là le mal de tête, l'abattement, l'inappétence absolue, la mauvaise bouche, la constipation, avaient persisté.

La grand'mère entre aussi en convalescence (*)

La mère, femme de 30 ans, est malade depuis le 1er novembre et alitée depuis le 3 ou le 4. Elle n'a souffert de la tête que médiocrement, et seulement durant les premiers jours. Depuis le début elle a eu la bouche très mauvaise et a perdu tout appétit. Diarrhée abondante (de 4 à 6 évacuations par 24 heures) du 4e au 20e jour. A partir du 24e jour, les déjections sont redevenues à peu près normales. La malade retrouve quelque goût aux aliments et se dit un peu mieux. Cependant la fièvre est encore très accusée (100 pulsations). Le ventre est natablement météorisé. Des râles sibilants existent dans les deux côtés de la poitrine; je remarque sur la peau de l'abdomen deux taches rosées lenticulaires bien dessinées quoique pâlissantes, reste sans doute d'une éruption plus abondante.

Aucun des autres sujets ne m'avait offert d'éruption de ce genre.

Cette femme a guéri comme les six précédents malades.

Les deux domestiques sont restés bien portants.

Le village de Cajelat comprend 3 maisons, 3 ménages, y compris le ménage C...., et 12 habitants. Aucune des deux autres maisons n'a été visitée par la maladie, ni à cette époque, ni depuis.

Obs. II. — La famille V...., du hameau de Compoustie, commune de Prunet, a payé encore un plus large tribut à la maladie. Là, huit personnes sur neuf ont été atteintes (tableau N° 3-3). Cette famille se compose du père, de la mère et de sept enfants, dont l'aîné a 14 ans et le plus jeune 16 mois.

Jean V...., âgé de 12 ans, l'un des fils, habitait depuis quelques mois à Aurillac où il fréquentait une école primaire. Il rentre à la maison le 8 juillet 1869. Il commence à traîner peu de jours après son retour, et le 26 il est forcé de s'aliter. Sa maladie dure 25 jours. Il a une fièvre continue, vive (jusqu'à 130 pulsa-

(*) Une fièvre typoïde chez une femme de 79 ans et chez un homme de 84, et sous un appareil symptômatique aussi peu caractérisé, ne sera pas facilement admise. Ces deux cas observés isolément seraient très équivoques en effet ; mais nous pensons que le groupe de fièvres typhoïdes au milieu duquel ils se sont développés leur donne une signification suffisante. Du reste, outre ces deux faits, mes tableaux présentent encore onze sujets dont l'âge est compris entre 50 et 70 ans, et trois qui ont plus de 70 ans. Treize de ces individus font partie de groupes de malades atteints de dothiénentérie non douteuse. Chez presque tous, d'ailleurs, la maladie a été mieux caractérisée que chez les deux ci-dessus, et suffirait par elle-même à légitimer le diagnostic.

tions), avec sa conséquence inévitable, le dépérissement; de la céphalalgie et, plus tard, de la somnolence, de la stupeur et de la surdité ; du dégoût pour les aliments ; des vomissements bilieux vers la fin du premier septénaire ; de la diarrhée (2 ou 3 évacuations par jour) du 4ᵉ au 21ᵉ jour ; du météorisme et du gargouillement ileo-cœcal; de la tuméfaction du foie et de la rate ; de la toux avec râles sibilants ; une éruption de miliaire pellucide sur toute la peau du tronc. Au 20ᵉ jour la maladie était en décroissance, et le jeune homme entrait en convalescence le 19 août, vingt-cinq jours après le début de sa dothiénentérie.

La mère, femme de 36 ans, tombe malade le 10 août. Sa fièvre se caractérise nettement et dure trente jours. Au début, frissons, céphalagie. Epistaxis répétées durant les premiers jours. Plus tard, somnolence, stupeur et surdité ; prostration telle que la malade ne peut elle-même rien porter à sa bouche ; innappétence absolue ; langue d'abord saburrale, puis sèche, lisse et ratatinée ; diarrhée modérée du 4ᵉ au 12ᵉ jour, remplacée ensuite par des alternatives de constipation et de dévoiement; météorisme abdominal ; tuméfaction de la rate qui, dès le quatrième jour, dépasse les côtes de deux à trois travers de doigts ; bronchite sibilante ; miliaire pellucide généralisée. A partir du 20ᵉ jour, une amélioration progressive se produit, et la malade entre en convalescence le 9 septembre, 30 jours après l'invasion.

Pendant que la mère gisait, à peu près inconsciente de ce qui se passait autour d'elle, la maladie s'abattait successivement sur ses autres enfants.

François V...., âgé de 9 ans, est atteint le 13 août; Antoine V...., âgé de 14 ans, le 14 ; Marie V...., âgée de 3 ans, le 17 ; Pierre V...., âgé de 5 ans, le 24, et Joseph V...., âgé de 10 ans, le 25.

Trois de ces enfants s'alitent complètement ; les deux autres peuvent descendre de leur lit presque chaque jour et passer quelques heures accroupis au foyer de la maison. Chacun d'eux présente un ensemble de symptômes suffisamment caractéristiques. Chez tous, fièvre continue, d'intensité variable, pendant au moins 15 jours, et jusqu'à 30 jours et plus, avec la dénutrition proportionnelle ; céphalalgie plus ou moins forte ; perte complète d'appétit ; langue blanche avec rougeur des bords et de la pointe d'abord, puis sèche ou tendant à la sécheresse ; diarrhée à partir du 2ᵉ, 3ᵉ, 4ᵉ ou 5ᵉ jour, durant 8 jours au moins, et jusqu'à 27 jours; léger

météorisme et gargouillement dans la fosse iliaque droite. Chez
trois, le foie et la rate sont tuméfiés ; cette dernière dépasse les
côtes de deux à trois travers de doigts. Dans deux cas, la peau du
tronc se couvre, pendant la période moyenne de la maladie, de
vésicules confluentes de sudamina. Deux des malades toussent,
ont un peu de dyspnée et des râles sibilants dans les deux côtés.
Un seul présente un peu de délire dans le cours de la deuxième
semaine. Tous guérissent après 18, 30, 15, 18 et 23 jours de
maladie.

Le père de ces enfants, homme de 50 ans, était resté debout
jusqu'à la fin d'août, chargé seul de tout le travail domestique et
du service de ses sept malades, car la peur tenait à l'écart les
parents et les voisins. Il commença à défaillir le 30 ou le 31 août,
et, le 2 septembre, il est pleinement saisi par la dothiénentérie.
Frissonnements les trois ou quatre premiers jours ; légère épistaxis le 2e ; céphalalgie ; délire monomaniaque du 5e jusque vers le
12e jour ; une vision surtout tourmente le pauvre malade : il
affirme avoir reçu la visite de la Ste-Vierge ; il l'a vue dans sa
maison ; elle lui a apporté plusieurs sacs d'argent..... toute une
fortune ! Par malheur un parent qui est venu le voir depuis a mis
la main sur son trésor, et lui a tout dérobé. — Dégoût profond
des aliments ; langue d'abord saburrale, blanche, plus tard sèche
et lisse ; diarrhée pendant une dizaine de jours, à dater du 2e
après l'invasion, remplacée ensuite par de la constipation ; météorisme et gargouillement dans la région du cœcum ; tuméfaction
du foie et de la rate qui dépasse les côtes de six centimètres.
Absence de toute éruption.

V... entrait en convalescence vers le 30 septembre, après un
mois de maladie.

La petite fille de 16 mois recueillie par des parents, le 14 septembre, ne rentra dans la maison qu'après le rétablissement des
siens. Seule de la famille elle est restée en dehors de la petite
épidémie.

Le hameau de Compoustie est entouré à courte distance de quatre
petits villages. Aucun de ces villages n'a eu un seul cas de fièvre
typhoïde !

Dans les deux observations ci-dessus, un ou deux individus ont
échappé à l'épidémie domestique. Dans la suivante, la famille tout
entière y participe.

Obs. III. — Le ménage M..., de Prentinhac, commune de
Roannes (tableau n° 2-10) habite une maison à un seul appartement, au rez-de-chaussée, assez spacieux, mais encombré de mobilier et de provisions, et dans un état de malpropreté sordide. La
famille se compose du père, âgé de 54 ans, de la mère, âgée de
48 ans, et de 5 enfants : 2 filles de 16 et 12 ans, et 3 garçons de
9 ans, 5 ans et 18 mois.

Ici c'est le père qui est en tête de la série. Il tombe malade le
17 octobre 1868, et s'alite aussitôt. Je le vois au douzième jour, le
28 octobre. Sa figure exprime un abattement profond ; la fièvre
est assez vive : le pouls n'est qu'à 92, mais la peau est très chaude
et sèche. La céphalalgie n'a été prononcée que pendant les cinq ou
six premiers jours. Elle est insignifiante depuis. L'appétit est complètement perdu depuis le début; la langue est large, rouge,
sèche et lisse au milieu et à la pointe. Le malade a une diarrhée
abondante (8 ou 10 selles par 24 heures) et qui date du cinquième
jour inclusivement ; le ventre est sensiblement météorisé, et la
fosse iliaque droite est le siége d'un gargouillement bruyant.
Pas d'éruption d'aucune espèce. Rien du côté de la poitrine.

A cette date, 28 octobre, le groupe commençait à se former :
depuis deux ou trois jours, la mère éprouvait tous les soirs un
petit accès de fièvre, et depuis le matin même la cadette des deux
filles, âgée de 9 ans, avait de la fièvre et se plaignait de la tête et
du ventre.

Je ne suis rappelé dans cette maison qu'un mois plus tard, le
29 novembre. Le père était alors convalescent depuis une dizaine
de jours. Il se levait et mangeait avec beaucoup d'appétit. Deux
lits étaient occupés, l'un par la petite-fille de 9 ans, tombée malade
le jour même de ma précédente visite, et l'autre par sa sœur
aînée, jeune fille de 16 ans.

La première est dans une situation très grave. Elle est d'une
maigreur extrême, dans une stupeur profonde, sourde au plus
haut degré, météorisée et minée par une diarrhée qui dure sans
interruption depuis les premiers jours. — Elle succomba 12 jours
plus tard, le 12 décembre.

Sa sœur aînée avait quitté la maison quelques jours avant le
début de l'épidémie qui a aujourd'hui enveloppé la famille entière,
pour aller ramasser des châtaignes dans une commune éloignée.
Elle n'y rentra que le 8 novembre. Elle est malade et alitée depuis
le 27 novembre, et présente une fièvre vive, de la céphalalgie, des

nausées et de la diarrhée depuis le 28. — Elle est guérie, mais après une assez longue maladie.

Les trois petits garçons entourent le foyer, blêmes et amaigris, convalescents depuis peu de jours seulement; ils furent atteints, les deux plus âgés, le 28 octobre, et celui de 18 mois, le 29. Tous les trois se sont plaints de la tête et du ventre, ont eu de la fièvre, du dégoût pour les aliments et de la diarrhée de longue durée, très abondante pour l'un d'entr'eux.

La mère qui me donne ces renseignements porte elle-même sur ses traits l'empreinte de la maladie commune à laquelle elle préludait, le 28 octobre, date de ma première visite, par des accès quotidiens, et dont elle est convalescente depuis peu. Comme son mari et ses enfants, elle a eu une fièvre continue, du mal de tête, de la faiblesse et une diarrhée durable.

Le village de Prentinhac, comprend 17 maisons, 24 ménages et 107 individus. Tandis que dans la maison M... on comptait autant de malades que d'habitants, aucun cas de fièvre typhoïde ne se produisait dans les autres familles de la localité, ni même, à ma connaissance, sur aucun autre point du territoire de la commune.

Dans la plupart des ménages la maladie n'a pas été aussi envahissante que dans les trois précédents. 25 familles, ayant eu des cas multiples de fièvre typhoïde, donnent un total de 166 individus et de 90 malades. Le rapport est donc comme 1 est à 1,85, c'est-à-dire que dans chaque famille la proportion des malades a été en moyenne de plus du tiers des individus. La moyenne des cas, pour chaque groupe de dothiénentérie, a été de 3,6.

La durée de l'évolution de ces petites épidémies domestiques varie dans des limites étendues. Dans les trois familles qui ont fait le sujet des observations ci-dessus tous les individus de la série sont tombés successivement malades à un petit nombre de jours d'intervalle, et les trois groupes, de 7 ou de 8 cas de fièvre typhoïde chacun, se sont formés dans l'espace de cinq à six semaines. Cet espace de temps peut être beaucoup plus court encore. Dans le ménage T... (tableau nº 2-6), cinq jours ont suffi pour une agglomération de 4 malades. Ailleurs au contraire, les divers cas de la série se succèdent à longs intervalles. C'est alors moins un groupe qu'une chaîne ou une traînée de malades. La famille L..., de Carnéjac (tableau nº 2-4), a eu 5 cas de fièvre typhoïde, du 20 juin au 1er novembre 1868. Un intervalle de 134 jours s'est donc écoulé entre les débuts du premier et du dernier cas. Pendant tout ce temps d'ailleurs, les maisons voisines demeuraient entièrement saines. Cet espace de 134 jours est le maximum que j'ai observé. La moyenne du temps écoulé pendant la formation de chaque groupe a été de 39 jours, la moyenne des malades par groupe étant, comme je l'ai dit, de 3,6.

Sept fois plusieurs familles, dans la même localité, ont fourni des cas de fièvre typhoïde ; l'épidémie s'est localisée non plus dans une maison, mais dans un village.

Au printemps de 1868, le bourg de Carlat (tableau n° 2-1), a eu 13 maisons envahies par la dothiénentérie. Du 30 avril au 25 juin, 23 individus ont été atteints. Un 24e cas se produisit tardivement le 17 août. Pendant ce temps les localités environnantes jouissaient relativement à cette maladie d'une immunité complète.

Fraïsse-Bas, de la commune de Polminhac, a été visité deux fois par la fièvre typhoïde, en 1867 et en 1868. En 1867, quatre maisons sur cinq payèrent un tribut à l'épidémie. 13 individus furent atteints du 18 août au 30 novembre (tableau n° 1-4). En 1868, trois maisons déjà éprouvées l'année précédente et une quatrième qui avait été épargnée, sont encore envahies et donnent, du 27 août au 26 septembre, un total de 7 malades (tableau n° 2-5). Le village de Fraïsse est divisé en trois sections : Fraïsse-Bas, Fraïsse-du-Milieu et Fraïsse-Haut. Ces trois groupes de maisons sont situés à peu près sur une ligne droite et séparés les uns des autres par une distance d'une centaine de mètres seulement. Or, pendant qu'à Fraïsse-Bas toutes les familles, sauf une, étaient affligées par la fièvre typhoïde, et cela pendant deux années consécutives, dans les deux autres sections, pas un individu n'était atteint de la maladie. Le village de Tabèse, très voisin de Fraïsse-Bas, était aussi absolument préservé en 1867. En 1868, une famille de ce village fut cruellement éprouvée, il est vrai, par la dothiénentérie, mais cette épidémie domestique n'avait rien de commun avec l'épidémie qui sévissait, à la même époque pourtant, à Fraïsse-Bas. Je le ferai voir bientôt.

Les autres localités envahies par la fièvre typhoïde offrent le même contraste avec l'état sanitaire du voisinage : la maladie se généralise dans leur enceinte ; elle est inconnue dans la plupart des villages environnants

Ainsi donc, la fièvre typhoïde ne se voit guère à l'état sporadique dans nos campagnes. Très généralement elle se produit sous forme de petites épidémies circonscrites dans un village, le plus souvent même localisées dans une maison où personne quelquefois ne demeure debout, tandis que les autres ménages de la même localité restent entièrement sains.

En présence de ce fait d'observation, l'hypothèse d'une cause épidémique générale n'est pas soutenable : à des effets particuliers; il faut des causes particulières. Peut-on dire que toutes ces fièvres typhoïdes se développent spontanément? Mais alors l'aggrégation des cas morbides dans une localité ou dans une famille, au milieu de localités ou de familles saines, n'aurait pas de raison d'être. Ces cas individuels agglomérés sur un point n'auraient de commun que le terrain sur lequel le hasard les rassemble. Cette opinion n'est pas plus admissible que la première; le faisceau suppose un lien.

Pour expliquer le mode de distribution et de propagation de la fièvre typhoïde, il faut admettre la contagion ou l'infection, ou encore ces deux causes à la fois.

La propriété contagieuse de la dothiénentérie est aujourd'hui reconnue de la grande majorité des médecins. Aucun praticien de campagne, pour peu qu'il soit attentif et qu'il ait quelque expérience, ne peut la révoquer en doute. Il n'en est pas tout à fait ainsi des médecins de Paris et en général des grandes villes. La question est encore controversée de temps à autre dans les sociétés savantes de la capitale. Je n'en citerai qu'un exemple : le 25 mars 1867, M. le docteur Gouraud, membre de la Société médicale d'observation, faisait part à cette Société d'une observation à l'appui de la contagion de la fièvre typhoïde. Le seul fait de cette communication prouve que pour son auteur l'opinion n'est pas encore fixée sur ce point de la science, car on ne prouve plus ce qui est démontré pour tous; M. Gouraud ne lirait certainement pas une observation à l'appui de l'inoculabilité de la variole par exemple. Dans la petite discussion qui suivit, en effet, M. Barthez déclara que pour lui la contagion de la fièvre typhoïde était prouvée; mais le docteur Baumetz fut d'un avis tout opposé, et d'autres membres ne se prononcèrent pas.

Il se trouve même dans le corps médical de Paris des non-contagionistes absolus qui traitent les doctrines de la contagion de *châteaux scientifiques en Espagne* (*) et soutiennent que la conta-

(*) Docteur Stanski. — *Gazette des Hôpitaux*, N° 36, année 1868.

gion à distance de la variole elle-même est purement imaginaire, pas plus acceptable que celle de la phthisie pulmonaire, par exemple.

L'incertitude des uns et l'incrédulité formelle des autres s'expliquent, croyons-nous, par le milieu dans lequel sont placés les observateurs.

Presque toutes les maladies contagieuses ont, à des époques diverses pour chacune d'elles, fait leur apparition dans la capitale (ce que je dis de Paris peut d'ailleurs s'appliquer à toutes les grandes villes) et s'y sont généralement répandues. Les germes de la plupart de ces maladies une fois disséminés partout ne se sont plus éteints, mais trouvant sans cesse un terrain vierge dans la population nouvelle qui vient chaque jour se mêler à l'ancienne ou combler les vides laissés par les départs, ils se sont multipliés en se renouvelant. La ville toute entière est devenue un foyer infectieux : dès-lors des cas morbides de types variés apparaissent naturellement chaque jour sur plusieurs points et, à certaines dates, se multiplient suffisamment pour constituer des épidémies. Dans ces conditions on a beau voir, en ce qui concerne la fièvre typhoïde par exemple, autour d'un premier malade, un 2ᵉ, un 3ᵉ, un 4ᵉ cas se produire et le groupe se former, le fait ne paraît pas concluant; on objecte que ces mêmes cas auraient pu tout aussi bien se produire ailleurs; que des cas analogues se sont montrés, en effet, simultanément dans le même quartier, et l'on veut tout expliquer par la spontanéité favorisée le plus souvent par des conditions hygiéniques mauvaises. On peut dire sans paradoxe que dans un tel milieu la contagion n'est méconnue par quelques observateurs que parce qu'elle est trop commune; on ne la voit nulle part parce qu'elle est partout.

Dans les campagnes les choses se passent bien plus simplement. Là tout concourt à faire ressortir la contagion lorsqu'elle se produit.

Je vais exposer quelques faits où elle s'impose avec une évidence irrésistible, et qui auraient converti pleinement M. le docteur Stanski lui-même, si ces faits s'étaient passés sous ses propres yeux.

Obs. IV. — Coufin, dans la commune d'Arpajon, est un village de 19 maisons, 20 ménages et 63 habitants. Depuis plusieurs années, quatre ans au moins, aucun cas de fièvre typhoïde n'a paru dans cette localité. Le ménage D.... (tableau-annexe N° 1-4) y habite une maison à une seule pièce, spacieuse, proprement tenue, d'une nudité qui témoigne de l'indigence très réelle des locataires.

Un enfant de cette famille, âgé de 12 ans, habitait depuis le 25 mars 1867 un village de la commune d'Yolet, où il était berger. Il y tombe malade et s'alite le 21 septembre de la même année, après avoir traîné pendant quelques jours. Il est transporté, le 24, à Coufin, chez ses parents. A son arrivé, le ménage se composait de cinq individus tous en parfaite santé : le père, âgé de 56 ans, la mère, âgé de 45 ans et deux enfants, dont une fille de 22 ans, mère elle-même d'une fille de 15 mois, et un garçon de 7 ans.

Je vois le malade le 28 septembre, au huitième jour de son affection. Il a une fièvre vive ; peau chaude et sèche ; pouls à 106 ; stupeur et surdité très accusées ; somnolence ; délire fréquent, le berger se croit au milieu de son troupeau et il apostrophe ses moutons ou ses chèvres ; parole mal articulée, bien que la langue soit humide et souple ; dégoût prononcé des aliments ; ventre ballonné, sensible à la pression ; large gargouillement dans la fosse iliaque droite ; diarrhée assez abondante depuis le quatrième jour, avec évacuations involontaires et le plus souvent inaperçues ; toux fréquente et râles sibilants dans la poitrine ; absence complète de toute éruption (*).

Le 14 octobre, le malade est d'une maigreur vraiment squelettique. Le pouls est à 118-120. Stupeur, surdité et bredouillement comme précédemment. La diarrhée a continué sans interruption et le malade souille toujours son lit. Le ventre est affaissé, mais il présente une sorte d'empâtement général. La bronchite sibilante persiste. Je note encore l'absence de toute éruption.

Le 17 octobre, le père m'apprend que l'enfant a succombé la nuit précédente.

A cette date, la sœur aînée du défunt, âgée de 22 ans, éprouvait depuis une dizaine de jours des maux de tête passagers, une diminution d'appétit et de la lassitude. Deux jours plus tard, le 19 octobre, elle tombe tout-à-fait malade et prend le lit. Le 20, je constate une fièvre modérée (75 pulsations seulement) ; céphalalgie intense ; innappétence complète ; langue très saburrale, blan-

(*) Je ferai remarquer une fois pour toutes que j'omets à dessein, comme je l'ai déja fait précédemment, tout ce qui concerne le traitement, n'ayant ici qu'un but : prouver la réalité de la fièvre typhoïde en mettant sous les yeux du lecteur les éléments du diagnostic.

che, avec un peu de rougeur des bords et de la pointe ; ventre souple, indolent ; gargouillemsnt bruyant dans la fosse iliaque droite. Apparition inattendue du flux cataménial la nuit précédente.

Le 23 octobre, je trouve la malade au coin du feu où elle passe une partie de ses journées. Le pouls et à 74-76 ; céphalalgie modérée ; lourdeur de tête et bourdonnements d'oreilles; peu de sommeil; inappétence; langue blanche avec rougeur marquée des bords et de la pointe ; constipation.

Le 26, la malade est absolument dans le même état ; elle passe toujours une partie de ses journées levée.

Vers le 4 ou le 5 novembre elle se trouve beaucoup mieux, mais une rechute se produit le 10, et la convalescence définitive ne se prononce que du 18 au 20.

Le petit garçon de 7 ans était tombé malade un jour seulement après sa sœur, le 20 octobre. Dès le début il s'est plaint de la tête et du ventre et a perdu l'appétit; il a eu un peu de diarrhée bilieuse dès le deuxième jour.

Le 26 octobre, il est tout-à-fait alité. Sa peau est chaude et sèche, et le pouls bat 108-110 fois. Le malade refuse tout aliment; sa langue est sâle; le ventre est notablement tuméfié ; le foie déborde les côtes de deux travers de doigts environ ; la diarrhée continue à un degré modéré.

Je ne revois la famille que le 25 novembre. — Le petit garçon est guéri depuis quelques jours.

La petite fille de 18 mois, que j'avais vue près d'un mois auparavant pleine de fraîcheur et d'embonpoint, était alors pâle et fort maigre. Sa mère me raconte qu'elle est tombée malade du 26 au 30 octobre, et qu'elle est restée entièrement alitée jusqu'au 21 novembre. Elle a eu la peau brûlante, beaucoup de soif, une inappétence complète et une diarrhée abondante pendant une quinzaine de jours. Actuellement l'enfant est sans fièvre et mange avec beaucoup d'appétit.

Cependant l'épidémie domestique n'avait pas encore pris fin.

Un autre membre de la famille, jeune homme de 17 ans, bouvier à Carsac, village de la commune d'Arpajon, venait à Coufin tous les dimanches, depuis que ses parents étaient malades. Il tombe malade à Carsac le 21 novembre, et le 24 il se retire à Coufin. Il n'y avait pas eu, d'ailleurs, de cas antérieurs de fièvre typhoïde dans la maison où il était placé à Carsac, et il n'y en a pas eu depuis.

Le 25, il a une fièvre modérée (82 pulsations), de la céphalalgie avec lourdeur de tête; l'appétit est presque nul; la langue est à peine saburrale; le ventre est resserré.

Le 1er décembre, douzième jour, le jeune homme, alité complètement depuis le 28 octobre, présente le tableau symptômatique suivant : immobilité dans le décubitus dorsal; expression d'abattement et de torpeur; pouls redoublé, à 82-84. Quelques épistaxis légères pendant la huitaine précédente; céphalalgie. Respiration s'effectuant par la bouche, un peu haute et sifflante; râles sonores et sibilants dans les deux poumons. Langue sèche et râpeuse; dégoût insurmontable des aliments. Diarrhée légère : une déjection liquide tous les jours ou même tous les deux jours. Ventre sensiblement météorisé; gargouillement dans la fosse iliaque. Pas d'éruption.

Le 26 décembre, le malade, d'une maigreur extrême, est encore entièrement alité; mais depuis 3 ou 4 jours l'appétit a reparu, et il est devenu vorace. Pouls à 72; langue naturelle; desquamation épidermique générale.

Dans l'intervalle de mes deux dernières visites un sixième cas de fièvre typhoïde était venu s'ajouter à la série.

Une sœur du précédent malade, Marie D.., âgée de 9 ans, placée comme bergère dans une maison du village même de Coufin, venait tous les jours stationner dix minutes ou un quart d'heure dans l'habitation de ses parents. Le 6 décembre, elle y est renvoyée par son maître, malade depuis 3 ou 4 jours. Elle est alitée depuis.

Le 26 décembre, l'enfant se plaint de la tête et du ventre; elle est sourde à un haut degré et l'a été plus encore, au dire de sa mère. Le pouls est à 98, dicrote; la peau est modérément chaude, sèche, en voie de desquamation épidermique. L'appétit est nul; la langue est saburrale, demi-sèche, rouge aux bords et à la pointe. Forte constipation depuis le début de la maladie. Ventre notablement météorisé; gargouillement dans la fosse iliaque droite; rate indurée dépassant le rebord costal d'un bon travers de doigt; toux fréquente; rhoncus et râles sibilants nombreux dans les deux poumons. Pas d'éruption.

Le 5 janvier 1868, Marie D... était convalescente. Son frère se rétablissait et reprenait quelque embonpoint.

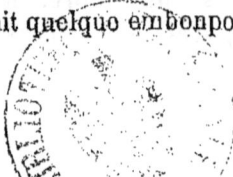

2

Seuls le père et la mère ont échappé à la maladie. Encore la mère a-t-elle éprouvé, dans le courant de novembre, de la céphalalgie, de l'inappétence et de la faiblesse pendant une douzaine de jours. N'était-ce pas peut-être une ébauche de fièvre typhoïde?

Pendant que la famille D... était ainsi affligée pendant 3 mois et demi par la fièvre typhoïde, tout le reste du village de Coufin jouissait d'une immunité complète et qui ne s'est pas encore démentie depuis. Dans le courant de l'année 1867, la commune d'Arpajon tout entière, dont la population est de près de 2,300 individus, ne m'a offert qu'un autre cas de cette maladie.

Obs. V. — Le village de Puybasset, dans la commune de Carlat, comprend 16 maisons, 16 ménages et 63 habitants. De même que Coufin, ce village n'a pas eu un seul cas de fièvre typhoïde depuis plusieurs années. Le ménage D... (tableau-annexe n° 1-8) y habite une maisonnette à deux petites pièces, au rez-de-chaussée. Un enfant de 14 ans, appartenant à cette famille, était, depuis le 25 mars 1866, berger à Labau, commune d'Yolet, dans une maison envahie par la dothiénentérie depuis le 4 novembre 1867. Il y tombe malade le 5 janvier 1868, et le 9 janvier il se retire auprès de ses parents à Puybasset. A cette date, le ménage D... comprenait 8 personnes toutes bien portantes : la grand'mère (80 ans), le père (42 ans), la mère (41 ans), 4 enfants, dont 3 filles (11 ans, 8 ans, 14 mois) et un garçon (5 ans), et une tante (54 ans).

Le 13 janvier, je vois le malade, alors au neuvième jour de sa pyrexie. Il est complètement alité depuis le 9, et ne peut pas se tenir debout; il a même de la peine à se maintenir quelques moments assis sur son lit. La peau est chaude et sèche, et le pouls à 108, redoublé. Expression de torpeur; inappétence complète; langue blanche, rouge à la pointe; ventre peu météorisé; gargouillement bruyant dans la fosse iliaque droite; foie débordant un peu les côtes, sensible à la percussion; diarrhée depuis le septième jour, précédée jusque-là par de la constipation — 2 ou 3 déjections par 24 heures. Toux assez fréquente; quelques râles sibilants disséminés.

Le 26 janvier, vingt-deuxième jour, amaigrissement très avancé; adynamie telle que le malade ne peut faire aucun mouvement dans son lit; stupeur; pouls à 108. Langue sèche, croûteuse; ventre affaissé; foie débordant comme précédemment; diarrhée persistante. Râles sibilants nombreux dans les deux poumons.

Le 31 janvier, je constate une complication de pneumonie, à droite, accusée par du souffle mêlé de sous-crépitation dans la moitié inférieure en arrière. Pouls à 115. Cessation de la diarrhée depuis le 26.

Le 28 février, je trouve l'enfant dans la situation la plus grave. Les deux membres inférieurs, envahis par la phlegmatia-alba-dolens, sont fortement tuméfiés et douloureux. La formation et la chute d'une plaque gangréneuse ont laissé dans la région sacrée une plaie vaste et profonde. Le pouls est à 140. Je ne puis examiner la poitrine.

Le malade résiste quelques jours encore, mais il finit par succomber dans le courant de la première quinzaine de mars.

Durant l'espace d'un mois après l'admission de cet enfant dans la maison, la bonne santé de la famille se conserva. Mais vers le 8 février, 3 personnes tombèrent malades en même temps : la tante âgée de 54 ans, la jeune fille de 8 ans, et le petit garçon de 5 ans.

A la date de ma visite du 28 février, ces 3 personnes se trouvaient mieux depuis 3 ou 4 jours, et je constatais leur convalescence.

La première avait eu des frissonnements les premiers jours, de la céphalalgie, de l'inappétence, des vomissements bilieux pendant 4 ou 5 jours à dater de l'invasion, de la constipation pendant toute sa maladie, et une faiblesse musculaire prononcée. Elle a toujours pu cependant passer hors de son lit quelques heures de la journée. Elle a considérablement maigri. Le 28 février, elle est à peu près sans fièvre, et l'appétit renaît.

Les deux enfants n'ont pas été non plus entièrement alités. Ils se sont plaint, de la tête et du ventre et ont refusé presque toute nourriture pendant une douzaine de jours. Le petit garçon a eu de la diarrhée pendant quelques jours. La petite fille a été, au contraire, constipée. Tous les deux sont pâles et maigres, mais sans fièvre, et ils mangent avec appétit depuis 4 ou 5 jours.

La mère de ces enfants, femme de 41 ans, a été atteinte un peu plus tard, le 16 février, mais plus gravement.

Le 28 février, treizième jour, elle présente un mouvement fébrile considérable (120 pulsations), de la céphalagie, de la stupeur. La langue est sèche et croûteuse au milieu, humide et blanche sur les bords; l'apppétit est nul. Une diarrhée modérée (3 à 4 évacuations par 24 heures) existe depuis le cinquième jour ; la malade tousse et a un peu de dyspnée.

Le 7 mars, vingtième jour, pouls à 120, dicrote ; stupeur marquée ; assoupissement ; langue toujours sèche et croûteuse ; ventre notablement météorisé ; diarrhée persistante ; toux fréquente et râles sibilants nombreux.

Cette femme est guérie. — Je ne l'ai pas revue.

La grand'mère, le père, la jeune fille de 11 ans et celle de 14 mois, ont échappé à la maladie. Le père a eu la fièvre typhoïde dans sa jeunesse.

Pendant que ceci se passait dans le ménage D...., aucune autre famille de Puybasset ne fut visitée par la dothiénentérie, et aucune ne l'a été depuis.

Obs. VI. — Le village de Tabèse, de la commune de Giou-de-Mamou, comprend 3 maisons, 3 ménages et 19 habitants. La fièvre typhoïde en est absente depuis de nombreuses années. A la fin de l'été et pendant l'automne de 1867, la localité très voisine de Fraïsse-Bas a été éprouvée par une épidémie de dothiénentérie qui n'épargna qu'une maison, sans que Tabèse eût un seul malade. La famille D.... (tableau annexe n° 2-7) habite dans ce village une maison à deux appartements, au premier. Cette famille de paysans aisés se compose de sept personnes : le père (50 ans), la mère (46 ans), et cinq enfants, dont deux filles (23 et 19 ans), et trois garçons (16, 15 et 14 ans).

Le 2 septembre 1868, le jeune homme de 16 ans quitta la maison et entra comme domestique dans une ferme de Boussac, privée en ce moment d'un certain nombre de ses gens de service partis avec la fièvre typhoïde. Cinq avaient été frappés dans la ferme ; mais à la date du 2 septembre, il n'y avait plus de malades depuis au moins quinze jours. Néanmoins, le nouvel arrivé fut atteint de dothiénentérie, le 28 septembre, et rentra le 2 octobre à Tabèse où je le vis le 8, le 16 et le 22 octobre. Il ne fut entièrement alité que du 8 au 22 octobre. La localisation abdominale fut prédominante et même presque exclusive ; perte complète d'appétit ; langue jaunâtre, rouge au bord et à la pointe, sèche dans sa partie antérieure ; ventre météorisé à un degré moyen, gargouillement bruyant dans la fosse iliaque droite ; diarrhée fétide et très abondante (jusqu'à 15 selles et plus par 24 heures), survenue le septième jour, 4 octobre, sous l'influence d'un purgatif, et qui

n'avait pas encore entièrement cessé le 20. — Le système nerveux
ne fut que légèrement intéressé : céphalalgie de longue durée mais
peu intense; faiblesse médiocre; ni délire, ni surdité, ni véritable
stupeur, mais un peu de torpeur et un embarras assez marqué de
la parole. Pas d'éruption. Le 22 octobre, le jeune homme entrait
en convalescence après vingt-cinq jours de maladie, dont vingt
passés dans sa maison à Tabèse.

Mais déjà, et dans l'espace de sept jours à partir du treizième
après son entrée dans l'habitation, la maladie avait enveloppé
toute la famille, à l'exception de la mère.

L'aînée des deux filles, âgée de 23 ans, fut atteinte le 16 octobre.
Dans le cours d'une première phase, la dothiénentérie est bien
caractérisée, mais peu inquiétante. Fièvre continue, modérée
(84 pulsations le septième jour, 92 le onzième et le quatorzième).
Céphalalgie, puis stupeur et surdité légères. Langue d'abord saburrale, blanche, rouge aux bords et à la pointe, un peu plus tard
demi sèche; météorisme médiocre; constipation constante. Bronchite sibilante apparue entre le dixième et le quatorzième jour.
Pas d'éruption. Le dix-huitième jour, je constate une amélioration
légère. Au vingt-troisième jour, le mieux a fait des progrès nota-
bles : peu de chaleur fébrile; pouls à 78. Mais du vingt-troisième
au vingt-septième jour, une recrudescence se produit, et la maladie entre dans une phase nouvelle : fièvre d'allure inégale, mais
en général très-vive; délire à dater du trentième jour; surdité
très accusée; lèvres et dents fuligineuses; langue sèche; diarrhée
à partir du vingt-septième jour; ventre notablement météorisé,
sensible à la pression. Jamais d'éruption. — La maladie s'aggrave
sans cesse, et la jeune fille succombe le 30 novembre, 46 jours
après l'invasion.

Le plus jeune des garçons, âgé de 14 ans, tomba malade le
même jour que sa sœur aînée, le 16 octobre. Pour lui l'épreuve
fut légère et de courte durée : fièvre continue très modérée;
céphalalgie et mal de ventre; inappétence; langue saburrale,
blanche, avec rougeur des bords et de la pointe; constipation. Il
ne fut alité que pendant un petit nombre de jours. Le onzième jour,
il lui restait à peine de la fièvre, et les jours suivants la convalescence s'affermissait.

Le frère du précédent, âgé de 15 ans, fut pris un jour plus tard
que lui, le 17 octobre. Il présenta les mêmes symptômes, avec
cette différence qu'il eut une diarrhée légère, survenue entre le

neuvième et le treizième jour. Il entrait en convalescence le quinzième ou le seizième jour, sans avoir été jamais complètement alité.

Le père, âgé de 50 ans, commença à se plaindre le 20 octobre de céphalalgie et de mal de ventre, de lassitude, de mauvaise bouche et de peu d'appétit. A ces symptômes se joignirent bientôt des frissonnements le soir et des sueurs pendant la nuit. Jusqu'au 4 ou 5 novembre il continua néanmoins de vaquer à quelques occupations urgentes; mais à cette date, il dut céder au besoin de repos absolu. Le 11, je le trouve complètement alité. — Céphalalgie; chaleur fébrile médiocre; pouls à 72; dégoût des aliments; bouche extrêmement mauvaise; langue légèrement saburrale, humide; constipation depuis les premiers jours; ventre un peu météorisé; gargouillement bruyant dans la fosse iliaque droite; un peu de sensibilité anormale dans cette région. Toux et râles muqueux nombreux en arrière, des deux côtés.

Le 16, pouls à 78-80; stupeur; réponses tardives; langue roussâtre, sèche et hérissée; un peu de météorisme; même gargouillement iléo-cœcal; persistance de la constipation; râles sonores et muqueux très-nombreux,

Le 20, mêmes symptômes, mais un peu affaiblis. Une légère amélioration commence à poindre. Cette amélioration progressa lentement les jours suivants et le malade guérit.

Le 18 octobre, la jeune fille de 19 ans, bien portante encore, avait quitté, mais trop tard, la maison pour aller s'établir en qualité d'institutrice dans un bourg éloigné. Elle y tomba malade le 22 et rentra à Tabèse le 24.

Comme sa sœur aînée, elle eut une maladie d'un diagnostic trop facile et dont l'issue ne devait pas être plus heureuse.— Fièvre continue, modérée jusqu'au huitième jour, très-intense au-delà, quoique présentant des variations considérables en plus ou en moins; céphalalgie pendant les 7 ou 8 premiers jours; plus tard somnolence, stupeur et surdité profondes; délire; embarras de la parole; soubresauts des tendons; prostration très accusée; inappétence absolue; langue très sédimenteuse, blanche, rouge aux bords et à la pointe, puis demi-sèche; ventre météorisé; gargouillement dans la fosse iliaque droite; alternatives de diarrhée et de constipation dès le troisième jour, avec prédominance marquée de la diarrhée. Bronchite avec rhoncus, râles sibilants et muqueux dans les deux poumons, survenue entre le 12e et le 17e

jour, et qui persista jusqu'à la fin. Aucune espèce d'éruption (*).—
Mort le 22 novembre, après 30 jours de maladie.

Seule la mère fut réfractaire à la contagion.

Pendant que dans le ménage D.... un seul individu sur sept
échappait à la maladie, pas une autre famille du village n'avait
et n'a eu depuis un des siens atteint de fièvre typhoïde : c'est
qu'aussi tant que dura le drame aucun voisin n'osa franchir le
seuil de la maison où il se passait.

Les deux tableaux-annexes contiennent l'analyse de cinq autres
observations analogues aux trois ci-dessus. Dans le courant des
deux années 1867 et 1868, j'ai eu, en effet, seize fois l'occasion de
voir la dothiénenterie transplantée d'un milieu infecté dans une
famille saine, et huit fois elle a été féconde. Les cinq autres faits
ne diffèrent des précédents que par des détails secondaires, et
leur reproduction deviendrait fastidieuse sans être utile à la doctrine de la contagion; si les trois observations qui précèdent ne
sont pas suffisamment démonstratives, aucune autre ne le serait,
croyons-nous.

Dans la moité des cas, huit fois sur seize, la fièvre typhoïde
transplantée est demeurée stérile, sans que j'aie pu trouver dans
les conditions de fortune et de logement des ménages exposés,
dans l'âge des individus qui les composaient, dans la forme, la
gravité et la durée de la maladie importée, l'explication de cette
immunité.

Dans quelques cas même, les circonstances semblaient très
favorables à la contagion.

Le 23 juillet 1867, une jeune fille de 13 ans, atteinte de fièvre
typhoïde depuis six jours, fut transportée à Mazeirac, commune
de Roannes, dans une famille indigente, composée de cinq personnes : la grand'mère d'un âge très avancé, le père âgé de 55
ans, la mère âgée de 51 ans, et deux enfants, un garçon de 7 ans
et une petite fille de 4 ans Aucune de ces cinq personnes n'avait
eu la fièvre typhoïde antérieurement. Elles habitaient une maisonnette à une seule pièce, au rez-de-chaussée, petite, encom-

(*) La miliaire pellucide s'observe assez souvent dans le cours de la fièvre
typhoïde de nos contrées. Les taches rosées lenticulaires sont au contraire
extrêmement rares, d'après mon expérience du moins. S'il n'y avait pas de
fièvre typhoïde sans taches rosées on pourrait dire que cette maladie est presque inconnue dans notre pays.

brée et mal tenue. La dothiénentérie de forme cérébrale fut très grave, et la jeune fille n'entra en convalescence que 15 jours après son admission dans la famille. Elle n'eut jamais de diarrhée, il est vrai ; la constipation fut au contraire constante. La santé des cinq personnes exposées n'éprouva aucune atteinte. (Tableau annexe N° 1-1.)

Le 23 septembre 1867, le ménage N...., de la Maison-Neuve, commune de Giou-de-Mamou, recueillit un de ses enfants, jeune fille de 12 ans, tombée malade de la dothiénentérie, le 19 septembre, dans une maison de la commune d'Yolet. La fièvre continue, très grave, avec prédominance abdominale et cérébrale, dura encore 20 jours après l'admission de la malade. Ici la diarrhée fut abondante et les déjections involontaires ; elle persista jusqu'à la convalescence. La famille se composait de quatre personnes : le père et la mère, âgés l'un et l'autre de 36 ans, un garçon de 14 ans et une fille de 9 ans, tous préservés jusque-là de la fièvre typhoïde. Ces quatre personnes et la malade logeaient dans le même appartement; elles subirent impunément l'épreuve. (Tableaau-annexe N° 1-5.)

Je pourrais citer d'autres observations de ce genre.

Que conclure de ces faits négatifs? Qu'une ou plusieurs des conditions intimes, inconnues, mais essentielles, de la contagion, ont fait défaut ; voilà tout. Les faits positifs demeurent, et leur signification n'en est nullement amoindrie.

Le danger de la contagion n'existe pas seulement autour d'un malade atteint de fièvre typhoïde ; il subsiste pendant plusieurs mois — 9 mois au moins d'après mon observation — dans le local où il a fait sa maladie. Les faits sur lesquels je base cette proposition ne sont pas bien nombreux, j'en conviens, et l'interprétation que j'en donne n'est pas indiscutable. Je la crois vraie cependant. Elle a d'ailleurs pour elle l'analogie, la contagion par l'intermédiaire de bâtiments ou d'objets contaminés étant généralement admise pour beaucoup d'autres maladies transmissibles.

Nous avons déjà vu (obs vi) un jeune homme de 16 ans, entré bien portant, le 2 septembre 1868, dans une maison où cinq personnes avaient eu la fièvre typhoïde, y être atteint lui-même de dothiénenterie le 28 septembre. Dans ce cas l'évacution du dernier malade ne datait que de 15 jours au moment de l'entrée du jeune homme.

En 1868, le ménage T....., à Hautevaurs, commune d'Yfrac

(tableau N° 2-6), eut, du 16 août au 12 ou 15 septembre, quatre cas de fièvre typhoïde, dont deux des plus graves. Tous guérirent cependant. Il n'y eut pas dans le village d'autre maison visitée par la maladie. Le ménage T.... quitta cette localité le 25 mars 1869. La famille B.... qui le remplaça, fut envahie par la fièvre typhoïde, le 19 mai suivant, huit mois après la cessation de la petite épidémie de l'année précédente. Elle eut sur six personnes trois cas de dothiénentérie, dont un mortel (tableau N° 3-2). Tout le reste du village fut épargné en 1869 comme en 1868.

A la fin de l'été de l'année 1868, la fièvre typhoïde régnait dans la maison B..., du Datsoubayrol, commune de Carlat, où elle avait été importée par une femme tombée malade à Carlat (tableau-annexe N° 2-2). Une jeune fille de 11 ans, bergère dans cette maison, y contracta la dothiénentérie dans les derniers jours de septembre et se retira aussitôt dans la famille G.... dont elle faisait partie, et qui habitait dans le village même. Sa maladie dura de trois semaines à un mois. La famille G...., composée de six personnes, dont deux adultes et quatre enfants, n'eut alors nullement à souffrir de la présence de la malade au milieu d'elle ; mais six ou sept mois plus tard, la fièvre typhoïde éclata dans la maison : la mère en fut atteinte le 6 mai 1869 ; puis deux enfants, le 21 et le 23 mai (tableau N° 3-1). La maladie frappa exclusivement le ménage G....

En 1867, la fièvre typhoïde se propagea dans le village de Fraïsse-Bas. Du 18 août au 15 novembre, toutes les maisons moins une furent envahies par la maladie. L'épidémie cessa au commencement de décembre. Neuf mois plus tard, en septembre 1868, la dothiénentérie reparut dans trois des ménages éprouvés l'année précédente. Deux de ces ménages eurent chacun un malade, et le troisième deux. Ils furent atteints presque simultanément, du 5 au 8 septembre inclusivement (tableau N° 2-5).

Je m'empresse d'ajouter qu'à la date du 5 septembre, une autre maison du village, préservée l'année précédente, logeait depuis 25 jours un jeune homme tombé malade de fièvre typhoïde à Boussac et retiré à Fraïsse-Bas depuis le début de son affection, et que la mère de ce jeune homme avait pris elle-même la maladie depuis 10 jours. Toutefois, un seul des trois ménages ci-dessus n'avait eu des relations avec cette maison.

Si la présence dans une habitation d'un ou plusieurs individus affectés de fièvre typhoïde est redoutable pour les co-habitants, si même le danger subsiste pendant plusieur mois après la guérison ou la mort du dernier malade, du moins le voisinage, même très immédiat, de cette habitation n'est pas périlleux pourvu qu'il n'y ait aucun mélange entre la famille infectée et les familles voisines.

Ainsi on peut voir en parcourant les tableaux 1, 2 et 3, et les deux tableaux annexes que sur 37 localités visitées par la fièvre typhoïde, il y a 34 villages et 3 maisons isolées. Dans 27 de ces 34 villages, une maison seule a eu un groupe de malades, ou un cas solitaire né sur place ou importé.

A Tabèse, la maison D.... (obs. vi) a été pendant deux mois un foyer très actif de fièvre typhoïde. Le petit village de Tabèse se compose de 3 maisons extrêment rapprochées; les trois familles qui l'habitent sont porte à porte ; mais la peur avait fait de la maison envahie un vrai lazaret; aussi tous les voisins furent préservés.

A Coufin (obs. iv), une dothiénentérie, importée le 24 septembre 1867 dans la famille D...., a été le point de départ d'une épidémie domestique qui n'a cessé qu'au commencement de janvier 1868. Deux personnes appartenant à cette famille, placées, l'une dans une autre maison du village même de Coufin, l'autre dans une localité peu éloignée, vinrent visiter de temps en temps leurs parents malades et partagèrent leur sort; mais toutes les autres familles du village mirent dans leurs relations avec le ménage D..... une prudente réserve et furent respectées par la maladie.

A Cajalat, à Prentinhac (obs. i et iii), la fièvre typhoïde n'a épargné personne ou presque personne dans l'habitation où elle s'est introduite, mais elle n'est pas sortie de cette habitation pour se répandre dans le village.

Sept fois cependant la maladie s'est plus ou moins généralisée dans une localité ; mais dans ces cas, des renseignements circonstanciés m'ont toujours appris que les familles successivement atteintes avaient eu des rapports plus ou moins multipliés avec des ménages antérieurement malades. C'est grâce à ces rapports que la maladie m'a paru se propager d'une maison à l'autre, et non par l'intermédiaire de l'air ambiant. L'hypothèse de ce dernier mode de propagation m'a toujours semblé en désaccord avec les faits observés.

La contagion de la fièvre typhoïde étant maintenant bien établie sur des bases qui nous paraissent inattaquables, voyons si nous pouvons déterminer qu'elle a été la part d'action de cette cause génératrice de la maladie.

Nul doute d'abord qu'elle ne soit le facteur unique des huit groupes de dothiénentéries, qui figurent dans les deux tableaux-annexes, groupes tous formés autour d'un premier malade transporté d'un foyer épidémique dans une famille saine. Ces huit groupes donnent un total de 32 sujets.

Des 46 familles qui figurent dans les tableaux N°s 1, 2 et 3, 16 ont eu un cas unique de fièvre typhoïde, et 30 un groupe de malades.

Sept ou huit de ces groupes se sont formés si rapidement, ou du moins l'intervalle entre le premier et le deuxième cas, a été si court qu'il est difficile d'admettre la transmission de la maladie du premier sujet aux suivants. Ces épidémies domestiques à explosion soudaine sembleraient relever d'une influence infectieuse plutôt que de la contagion.

Pour tous les autres groupes, étant donné le premier cas, la contagion suffit parfaitement à rendre compte de l'apparition des autres dans chacun d'eux.

Or, pour 10 de ces groupes et pour 11 des 16 cas isolés, j'ai noté diverses circonstances (voir la colonne d'observations des trois tableaux synoptiques) qui rendent plus ou moins probable l'origine par contagion du premier cas du groupe, ou du cas unique : relations plus ou moins fréquentes avec des familles malades; habitation dans un logement infecté quelques mois auparavant par la fièvre typhoïde; séjour de plusieurs mois dans la ville d'où cette pyrexie n'est presque jamais absente, et invasion de la maladie peu de jours après le retour à la campagne.

Pour les 12 autres groupes et 5 des cas isolés, les commémoratifs sont muets au sujet de la contagion; mais de ce qu'aucun fait positif n'a pu être relevé à sa charge, il ne s'en suit pas nécessairement qu'elle n'a pas eu lieu.

Quelques-uns des sujets étaient des hommes d'un âge adulte que leurs affaires obligeaient à des déplacements fréquents.

En 1867, l'épidémie de Fraisse-Bas eut pour point de départ une fièvre typhoïde développée chez un homme de 36 ans, marchand de bestiaux, allant d'une foire à l'autre pour les besoins de son commerce, logeant dans des maisons et couchant dans des lits qui avaient pu être contaminés antérieurement.

D'autres étaient des enfants fréquentant l'école primaire où ils ont pu se rencontrer avec des camarades appartenant à des familles en proie à la fièvre typhoïde, eux-mêmes peut-être à peine convalescents de cette maladie, ou bien en éprouvant les premières atteintes.

Tous, quels que soient l'âge et le sexe, participaient aux réunions de la population de la commune dans l'église, le dimanche, et dans cette mêlée ont pu se rencontrer aussi un ou plusieurs individus porteurs de germes morbides et pouvant les transmettre.

Sans doute, ce ne sont là que des possibilités, mais il faut en tenir compte, et l'on ne serait pas fondé à nier absolument l'origine contagieuse même des fièvres typhoïdes de cette catégorie.

Cependant la spontanéité de la dothiénentérie est généralement acceptée en principe, et c'est ce mode d'origine qu'on lui attribue volontiers en l'absence des preuves positives de la contagion.

Lorsqu'un groupe de malades se forme dans une famille, tandis que tous les autres ménages de la localité, placés dans des conditions hygiéniques égales ou même inférieures restent parfaitement sains, il est impossible, je l'ai déjà dit, de prétendre que chez tous les individus du groupe la pyrexie spéciale s'est développée spontanément; mais on peut soutenir le développement spontané du premier cas et attribuer les suivants à la contagion.

Même ainsi restreinte la spontanéité nous paraît peu plausible. Pour quiconque reconnaît la contagion de la fièvre typhoïde, la maladie apparaît comme résultant de l'action sur l'économie d'un principe spécial, d'un miasme ou mieux d'un ferment; dès lors, il est bien difficile d'admettre qu'elle peut aussi naître spontanément, en dehors de l'intervention de ce principe spécial; que les causes morbifiques communes — un excès de travail, de veille, d'intempérance, un refroidissement, une commotion morale, etc. — suffisent pour la produire; d'où il faudrait conclure que des causes essentiellement différentes peuvent avoir un effet identique. Aussi, certains esprits, et ce ne sont pas les moins logiques, croyons-nous, du moment qu'ils affirment la spontanéité ne veulent pas admettre d'autre mode de développement de la fièvre typhoïde, et ils ferment les yeux pour ne pas voir la contagion. Si l'observation les forçait une seule fois de reconnaître la transmission de la maladie, ces mêmes esprits devraient renverser leur doctrine et rejeter entièrement la spontanéité.

L'hypothèse de l'origine infectieuse de la dothiénentérie ne soulève pas ces difficultés de principes. J'entends ici par infection l'empoisonnement par des germes morbides qui auraient leur source ailleurs que dans le corps humain malade. D'après cette manière de voir, ces germes se développeraient naturellement dans certains milieux appropriés, comme le miasme paludéen, par exemple, et la fièvre typhoïde serait une maladie endémique de nos contrées. Certains faits reproduits dans mes tableaux synoptiques semblent plaider en faveur de cette doctrine, modifiée toutefois dans un de ses détails importants, comme nous le verrons. Toutes les fois qu'un individu atteint de dothiénentérie a été transporté dans une famille saine et que la contagion a fait autour de lui un groupe de malades, un certain temps s'est écoulé entre l'arrivée du sujet contagionnant et la première apparition de la fièvre typhoïde dans la famille. Ce temps a varié entre un minimum de 13 jours et un maximum de 55. Il a été en moyenne de 24 jours. Or, dans l'autre catégorie de faits, lorsque le groupe s'est produit sans importation préalable de la maladie dans la maison, j'ai vu quelquefois les divers sujets qui le composent être frappés coup sur coup, comme s'ils avaient tous puisé presque en même temps le même poison à une même source mystérieuse. Dans la famille T..., citée plus haut, le groupe (4 malades) s'est complété en 5 jours, et il n'y a eu qu'un intervalle d'un jour entre le premier cas et le deuxième. Dans la famille D... (tableau n° 2-8) l'intervalle entre le premier et le deuxième cas du groupe n'a été non plus que d'un jour; ailleurs il a été de 2 jours (une fois), de 3 jours (2 fois), de 4 jours (une fois), de 6 jours (une fois), de 7 jours (une fois). Cet intervalle de 7 jours n'est guère encore que la moitié de l'intervalle minimum observé dans les cas de contagion évidente après importation de la maladie. L'intervalle moyen pour ces 8 groupes n'a guère été supérieur à 3 jours. Pour les 18 autres, où les dates de débuts du premier et du deuxième cas ont été notées, cet intervalle a varié entre 9 et 45 jours, et la moyenne a été de 21,6 jours, moyenne peu différente de celle de la catégorie des groupes par contagion évidente (24 jours).

Ainsi donc certaines épidémies domestiques accusent une influence infectieuse plutôt que la contagion. Lorsque ces épidémies ont éclaté j'ai vainement cherché la source particulière d'où pouvaient émaner les germes morbides. L'état marécageux du sol, et en général les conditions telluriques propres au développement des miasmes paludéens sont ici hors de cause. Parmi les localités inscrites sur mes tableaux, 13 sont établies sur les plateaux ou dans les gorges de la région volcanique où la fièvre intermittente est presque inconnue, et ces 13 localités ont donné le chiffre le plus considérable de malades (91).

Les mares situées dans le voisinage des maisons, les couches de fumier, les tas d'immondices signalés par quelques médecins comme des foyers de germes typhiques, ou ont manqué, ou ne m'ont pas paru plus coupables. Ces prétendus foyers infectants devaient l'être pour tout un village, ou du moins pour le groupe des maisons les plus voisines. Or, nous avons vu que le plus souvent une épidémie de fièvre typhoïde se localise dans une famille, et que lorsqu'elle se propage dans le village c'est la contagion qui dissémine la maladie.

C'est dans l'intérieur même des habitations, croyons-nous, qu'il faut chercher le foyer de dégagement de ces germes. Mais ici encore tout n'est que conjectures : l'indigence, avec sa compagne ordinaire la malpropreté, habite dans quelques-unes de ces demeures, mais dans d'autres, qui n'ont pas été plus épargnées, j'ai trouvé une aisance relative et une assez bonne tenue. Toutes, il est vrai, pèchent par l'extrême insuffisance du logement : nos habitations de paysans n'ont qu'une pièce principale et le plus souvent unique, servant à la fois de magasin d'approvisionnement, de cuisine, de salle à manger, de dortoir, de laboratoire de fromagerie quelquefois, et d'infirmerie quand il y a des malades. De ce cumul d'appropriations, joint au défaut de soins de propreté, il résulte que le local abonde toujours en matières putrescibles sous diverses formes : substances alimentaires de nature végétale et animale ; détritus organiques grossiers, ou éléments insaisissables par leur ténuité, souillant le sol, les murs, le mobilier et l'atmosphère. Que dans un milieu ainsi préparé la semence morbide spéciale, le ferment, si c'en est un, qui suscite la fièvre typoïde, vienne à être répandu, soit directement par un malade, soit par l'intermédiaire d'une personne saine qui l'aura pris ailleurs, et lui servira simplement de véhicule, le ferment pourra sommeiller pendant un temps plus ou moins long, puis se ranimer, se multiplier peut-être, grâce à un concours d'influences favorables — saison, température appropriée, etc., — et produire une épidémie domestique. Envisagée sous ce taspect, l'endémie ne serait en dernière analyse que de la contagion à longue échéance. L'organisme humain resterait le terrain de prédilection des germes typhiques ; tout autre foyer d'émanation ne se formerait qu'accidentellement et après une sorte d'ensemencement artificiel.

En résumé, la contagion est une cause incontestable et puissante de propagation de la fièvre typhoïde.

L'idée du développement spontané de la maladie nous paraît peu logique, et ne s'appliquerait d'ailleurs qu'à un petit nombre de faits.

L'origine par infection de la fièvre typhoïde est probable dans un certain nombre de cas, mais ici l'infection n'est peut-être qu'une forme de la contagion.

TABLEAU N° 1. — ANNÉE 1867.

N° D'ORDRE.	NOMS des LOCALITÉS.	NOMBRE DES maisons.	ménages.	individus.	Nombre des Ménages atteints	Designation de ces MÉNAGES.	Nombre des Indiv. dans les ménages atteints	Nombre des individus atteints	Sexe et âge des individus atteints	DATES D'INVASION.	DURÉE de la MALADIE	TERMINAISON.	Nombre des individus épargnés.	1er enfance	2e enfance	Age adult.	Age de retour	Vieillease.	OBSERVATIONS
1	Hantevaurs (Ytrac).	15	15	89	1	Figeac.	9	5	F. 13 ans F. 34 — M. 35 — M. 13 — F. 6 —	18 juil. 1867 17 août — 20 sept — 23 — 13 oct. —	21 jours 25 — 30 — 21 — 	Guérison id. id. id. id.	4	1	1	1	1	La première personne atteinte n'avait pas eu de rapports connus... Le ménage Figeac habite une maison à une seule pièce, au rez-de-chaussée.
2	Carsac (Arpajon).	16	17	67	1	Laribe.	3	1	M. 58 ans	26 juil. 1867	47 jours	Mort.	2			1	1		Le malade a eu une fièvre typhoïde en apparence spontanée. — Le ménage Laribe habite une maison à une seule pièce, au rez-de-chaussée.
3	Peirelicade (Carlat).	9	9	16	1	Bénech.	11	2	M. 15 ans M. 51 —	5 août 1867 15 —	20 jours 25-30	Guérison id.	9	1	5	2		1	Le premier atteint une fièvre typhoïde développée spontanément en apparence. — Le ménage Bénech habite une maison à deux grandes pièces, au rez-de-chaussée.
4	Fraisse-Bas (Polminh.).	5	5	30	4	Bonhome.	8	6	M. 36 ans M. 75 — F. 35 — M. 44 — F. 26 — M. 16 —	18 août 1867 14 sept — 22 id. — 7 oct. — 25 id. — 25 30 nov.	35 jours 60 — 60 — 21 — 21 — 	Guérison id. id. id. Mort. id.	2				1		Le premier atteint, faisait un commerce de bestiaux, et par conséquent se déplaçait souvent. — Le ménage Bonhome habite une maison à un seul appartement au 1er.
						Julhes.	5												Le ménage Julhes avait des relations fréquentes avec le ménage Bonhome son voisin. La première personne atteinte avait passé une nuit auprès du premier malade de la maison Bonhome.
						Bastide.	5	1	F. 37 ans	30 oct. 1867		Guérison	4		2	2			La seule malade de cette famille, proche parente des Bonhome, allait journellement à soigner les malades de cette maison.
						François.	4	1	F. 10 ans	1.-15 n. 1857		Guérison	3		1	2			La seule malade de cette famille avait fait plusieurs visites à la maison Bonhome, infectée de fièvre typhoïde. — Le ménage habite une maison à une seule pièce, au rez-de-chaussée.
5	Boudieu (Yolet.)	18	18	88	1	Revel.	4	2	F. 18 ans F. 10 —	2 sept. 1867 29 id —	25 jours	Guérison id.	2			1	1		La première personne atteinte a eu une fièvre typhoïde d'origine en apparence spontanée. — Le ménage habite une maison à une seule pièce, au rez-de-chaussée.
6	Labrousse.	20	32	113	2	Vigier.	9	1	F. 14 ans	14 sept. 1867	32 jours	Guérison	8		4	3	1		La malade, élève interne d'un couvent d'Aurillac, était en vacances depuis 25 jours lorsqu'elle tomba malade. — La fièvre typhoïde ne régnait pas dans le couvent quand elle en sortit. — Le ménage V. habite une maison entière à 3 appartements.
						Bernard.	2	1	M. 12 ans	3 oct. 1867	18 jours	Guérison	1			1			Le malade fréquentait journellement le ménage précédent.
7	Triguières (Yolet).	5	5	34	3	Bonhome.	7	2	M. 42 ans F. 32 —	14 sept. 1867 16 oct. —	30 jours 21 —	Guérison id	5	3	1	1			Le ménage a été le premier envahi par la fièvre typhoïde. J'ignore quelle a été l'origine du 1er cas, n'ayant pas été appelé dans cette maison. Le 1er individu atteint dans cette famille avait eu des relations avec le ménage précédent infecté de fièvre typhoïde depuis quelque temps. — Le ménage Bonhome habite une maison à une seule pièce, au rez-de-chaussée.
						Caupeil.		1				Guérison				1			Je n'ai pas été appelé dans cette maison dans laquelle il n'y a eu à ma connaissance qu'un cas de fièvre typhoïde.
8	Cajabat St-Etienne-Cde-Carlat.	8	8	16	1	Caupeil.	9	7	M. 45 ans F. 79 — M. 19 — F. 13 — M. 84 — F. 30 —	30 sept. 1867 6 oct. — 18 id. — 19 id. — 24 id. — 17 nov. —	20 jours 45 j. 20-25 id. 35 jours 30 —	Guérison id. id. id. id. id.	2			2			Chez le premier atteint de cette série, la maladie s'est développée spontanément en apparence.
9	Vézac.	46	57	205	1	Maisonobe.	6	1	F. 32 ans	14 oct. 1867	15-20 j.	Guérison	5	1	1	2		1	La fièvre typhoïde a paru dans ce cas se développer spontanément au village. — Le ménage habite une maison à une seule pièce au rez-de-chaussée.
10	Labiou (Yolet).	9	9	42	1	Leimartre.	7	5	M. 25 ans M. 7 — F. 30 — M. 14 — F. 5 —	4 nov. 1867 18 id. — 25 déc. — 5 jan. 1868 18 id. —	30 jours 45 — 30 — 3 mois. 	Guérison id. id. Mort. Guérison	2			2			Le 1er individu atteint de cette série avait eu des relations où régnait la fièvre typhoïde. — Le ménage Leimartre habite une maison à deux pièces, au rez-de-chaussée.
11	Giou-de-Mamou	16	17	62	1	Culan	17	3	M. 7 ans M. 35 — M. 50 —	4 déc. 1867 20 jan. 1868 1er avril —	30 jours 20 — 20 —	Guérison id. id.	14		13		1		Le 1er atteint, enfant de 7 ans, fréquentait l'école de Giou où se rendaient aussi les enfants de 3 autres maisons communes infectées de fièvre typhoïde. — Le ménage Culan habite une maison à 2 pièces, au rez-de-chaussée.

Ménages et Localités exposés à la contagion par l'admission d'un malade atteint dans l'un des foyers épidémiques ci-dessus ou autres.

N° D'ORDRE.	Foyer épidémique d'où part LE MALADE.	DATE du transport	MÉNAGE sain qui le reçoit.	LOCALITÉ à laquelle appartient ce ménage.	NOMBRE de ces Maisons.	NOMBRE de ces Ménages.	NOMBRE de ces Individus.	Nombre des individus dans le ménage qui reçoit le malade	Classement de ces individus en catégories de 1re enfance.	2e enfance.	Âge adulte.	Âge de retour.	Vieillesse.	Nombre des atteints.	SEXE et âge des individus atteints.	DATES d'invasion.	DURÉE de la Maladie.	TERMINAISON.	Autres ménages atteints consécutivement dans la localité.	Nombre des individus des atteints dans chacun d'eux.	OBSERVATIONS.
1	Ménage Figeac d'Hautevaurs (*Ytrac*).	25 juil. 1867	Ménage Carnus.	Mazeirac (*Roanne*)	5	6	40	5		3		2	1	0					0		La fièvre typhoïde fut importée dans le ménage C…, une petite fille de 13 ans, au sixième jour de sa maladie qui fut très grave, dura encore 13 jours et se termina par la guérison. — La famille C…, habite une maisonnette à une seule pièce, au rez-de-chaussée.
2	id.	24 sept. 1867	Ménage Bobi.	Le Bex (*Ytrac*)	35	35	139	3						0					0		La fièvre typhoïde fut importée dans le ménage B…, un enfant de 13 ans, au deuxième jour de sa maladie qui de moyenne intensité, dura encore 18 jours et se termina par la guérison. La famille B… habite une maison à une seule pièce, au rez-de-chaussée.
3	Ménage Julhes de Fraisse-Bas. (*Polminhac*).	25 sept. 1867	Ménage Cambourieu	Fraisse-du-Milieu (*Polmin*)	8	8	37	4						0					0		La fièvre typhoïde fut importée dans le ménage C…, un jeune homme de 18 ans, au début de sa maladie qui grave, dura plus de 20 jours et se termina par la guérison. La famille C… habite une maisonnette à une seule pièce petite et encombrée, au rez-de-chaussée.
4	Le Coudero. (*Yolet.*)	24 sept. 1867	Ménage Delfour.	Coufin. (*Arpajon*)	19	30	83	7	1	2	3	1		5	f. 22 ans, m. 7 —, f. 18 m, m. 17 ans, f. 9 —	19 oct. 1867, 20 id. —, 1er nov. —, 21 id. —, 2 déc. —	30 jours, 20 —, 20 —, 30 —, 30 —	Guérison id. id. id. id.		0	La maladie fut importée dans le ménage Delfour, sain antérieurement, par un fils Delfour, garçon de 12 ans, berger au Coudero, commune d'Yolet, où il tomba malade de la typhoïde le 20 septembre 1867. — Transporté chez lui le 23 au quatrième jour de son affection, il y mourut le vingt-huitième jour. — Le ménage Delfour occupe une maison à lui seul, au premier, vaste et assez bien tenue.
5	Ménage Caupeil de Fauyères (*Yolet.*)	23 sept. 1867	Ménage Nuc.	La Maison-N. (*G-de-M*)	5	6	28	4		2	2			0					0		Fièvre typhoïde importée par une petite fille de 11 ans, au cinquième jour de sa maladie qui fut très grave, dura 20 jours et se termina par la guérison. — Le ménage Nuc habite une maison entière à deux pièces, une forge au rez-de-chaussée et un appartement au premier assez bien tenu.
6	Fauyères. (*Yolet.*)	1er-10 sept. 1867.	Ménage Affau.	Le Coudero. (*Yolet.*)	13	13	54	3				2		2	f. 14 ans, f. 53 —	20 sept. 1867, 23 oct. —	30 jours, 30-40 j.	Guérison id.		0	Fièvre typhoïde importée par un petit enfant de 5 ans atteint à Fauyères dans un milieu infectieux, recueilli par parents au Coudero, dans les premiers jours de sa maladie qui dura 16 jours et se termina par la guérison. — Le ménage Affau habite une maison entière, à 2 pièces, au premier.
7	Ménage Leimartre, de Labau (*Yolet*).	5 nov. 1867.	Ménage Terrisse.	Yolet.	44	56	194	2				2		0					0		Maladie importée par un jeune homme de 21 ans, atteint à Labau, et retiré à Yolet dès le deuxième jour. — 20 jours de maladie légère. — Guérison. — Le ménage Terrisse habite une maison entière à une seule pièce, au rez-de-chaussée.
8	id.	9 janv. 1868	Ménage Degoul.	Puibasset (*Carlat*)	16	16	63	8	1	3	2	1	1	4	f. 54 ans, f. 8 —, m. 5 —, f. 41 —	8 fév. 1868, id. —, id. —, 16 id. —	15-20 j., 15-20 j., 15-20 j., pls de 20 j.	Guérison id. id. id.		0	Maladie importée par un garçon de 14 ans, atteint à Labau, cinquième jour de sa maladie qui fut très grave, retiré chez ses parents à Puibasset, le quatrième jour de sa maladie qui se termina par la mort au bout de deux mois. — Le ménage Degoul occupe une maisonnette entière à deux pièces, au rez-de-chaussée.
9	Ménage Culan de Giou-de-Mamou	5 avril 1868.	Ménage Truel.	La Gentie (*Polm.*)	6	6	28	4		3	1			0					0		Maladie importée par un homme de 50 ans, atteint à Giou dans le ménage Culan, le premier avril 1868, et retiré dans sa famille à la Gentie, au cinquième jour. — La maladie de moyenne gravité, dura de 15 à 30 jours et se termina par la guérison. Le ménage Truel habite une maisonnette à une seule pièce au rez-de-chaussée.

TABLEAU N° 2. — ANNÉE 1868.

N° d'ordre	NOMS des LOCALITÉS	maisons	ménages	indivi.	Nombre des Ménages atteints	Désignation de ces MÉNAGES	Nombre des indiv. dans ces ménages	Nombre des indiv. des ménages atteints	Sexe et âge des individus atteints	DATES D'INVASION	DURÉE de la MALADIE	TERMINAISON	Nombre des individus épargnés	1er enf.	2e enf.	âge adult.	âge de retour	Vieillesse	OBSERVATIONS
1	Carlat.	43	51	200	12	Labassoni*	3	2	F. 17 ans F. 55 —	30 avril 1868 17 mai —	30-35 j. 12 jours	Guérison id.	1					1	La maladie a paru se développer spontanément chez la 1re personne atteinte; toutefois un foyer de fièvre typhoïde avait existé dans un village de la commune, à Puibazet, où 3 journaliers à la campagne, et les individus venant de ce foyer se mêlaient les dimanches, dans l'église, au reste de la population de la commune.
						Bréchet.	5	3	M. 40 ans F. 38 ans F. 25 —	25 mai 1868 20 id. — 27 juin —	15-20 j. — 15 jours	Guérison id. Mort.	2						Ce ménage ne compte qu'une seule pièce, au 1er. — Cette maison est très rapprochée de celle de la famille précédente.
						Roy.	4	3	F. 15 ans F. 48 — M. 51 —	30 mai 1868 8 juin — 13 id. —	p* de 10 j. 15-20 j. 22 jours	Guérison id. Mort.	1			1			
						Chassagni.	5	2	M. 7 ans F. 2 —	20 mai 1868 30 id. —	15-20 j. 15 jours	Guérison id.	3	1		2			
						Sainpol.	3	1	F. 64 ans	28 mai 1868	p* de 28 j.	Guérison	2			2			Les maisons habitées par ces 4 familles sont toutes très voisines de celle habitée par le ménage Labassonie, envahi le premier. Il y avait des relations fréquentes entre ces divers ménages.
						Roux.	5	4	M. 50 ans F. 11 — F. 9 — M. 14 —	30 mai 1868 2 juin — 7 id. — 17 août —	25-30 j. 20 jours 30 id. p* de 25 j.	Guérison id. id. id.	1			1			
						Bos.	4	2	F. 60 ans M. 31 —	10 juin 1868 25 id —	15 jours p* de 50 j.	Guérison id.	2			1	1		
						Usse.	3	1	F. 9 ans	8 juin 1868	15-20 j.	Guérison	2			1	1		La malade était élève de l'école primaire de Carlat, et a dû s'y trouver en rapport avec des enfants venant des maisons infectées par la fièvre typhoïde. — Le ménage Usse habite une maison à 3 appartements.
						Laborie.	2												
						Versange.	1		F. 4 ans	20 juin 1868	p* de 15 j.	Guérison							Je n'ai pas vu les malades de ces quatre ménages, mais d'après les renseignements que je reçus, ils étaient bien atteints de la maladie qui était épidémique à cette époque dans la localité. — Il n'y a eu à mon insu d'autres individus atteints dans ces ménages.
						J. Bénech.	1		F. 16 ans	20 juin 1868	p* de 15 j.	Guérison							
						Bénech.	2					Guérison							
2	Le Montat (Carlat.)	28	28	129	1	Lavaissier*	9	1	M. 12 ans	20-30 juin 1868.	30 jours	Guérison	8		4	2		2	La malade était élève externe à l'école primaire de Carlat. Il est très vraisemblable qu'elle a pris les germes de sa maladie dans cette école ou dans le bourg de Carlat, infecté à cette époque de fièvre typhoïde.
3	La Pépinière (Arpajon)	1	1	5	1	Esquirou.	5	1	F. 11 ans	18 mai 1868	p* de 22 j.	Guérison	4		2	2			La fièvre typhoïde a paru dans ce cas se développer spontanément.
4	Carnejac (Giou-de-Mamou)	22	23	113	3	Laparra.	5	5	M. 7 ans F. 70 — F. 18 — F. 18 — M. 13 —	20 juin 1868 1-10 août — 1-10 oct. — 1 nov. — id. —	23 jours p* de 30 j. id. p* de 25 j. p* de 30 j.	Guérison id. id. id. id.							Chez le premier individu de cette série, la fièvre typhoïde s'est développée en apparence spontanément. — Le sujet était élève externe à l'école primaire d'Arpajon. — Le ménage habite une maison à deux appartements. L'un au rez-de-chaussée, l'autre au premier.
						Julhes.													Voir pour ces deux ménages l'annexe au tableau n° 2.
						Labro.													
5	Fraisse-Bas (Polminh.)	5	5	30	4	Naulhac.													Voir pour ce ménage l'annexe au tableau n° 2.
						Bonhome.	6	1	F. 32 ans	5 sept. 1868	45 jours	Mort.	5		3	1		1	La malade a pu prendre les germes de son mal, soit dans sa propre maison où 6 personnes avaient eu la fièvre typhoïde pendant l'automne précédent, soit dans ses relations avec le hameau Bousson, foyer de fièvre typhoïde. L'un dernier avait échappé à l'épidémie qui sévit dans sa maison, avait eu une autre restée encore indemne cette année. Des 5 individus épargnés, 4 avaient donc eu la fièvre typhoïde l'an dernier.
						François.	4	1	F. 14 ans	6 sept. 1868	24 jours	Guérison	3		1	2			La malade a pu prendre les germes de sa maladie dans ses visites le dimanche à Bousson ou même dans sa maison qu'il y eut d'autre germe en cas de fièvre typhoïde. — Des trois personnes épargnées, l'une avait eu la fièvre typhoïde l'année précédente. — Maison à une seule pièce au rez-de-chaussée.
						Bastide.	5	2	F. 12 ans F. 17 —	8 sept. 1868 28 id. —	25 jours id.	Guérison id.	3		1	2			Des trois personnes épargnées, l'une avait eu la fièvre typhoïde l'automne dernier. La première atteinte a donc pu prendre les germes morbides dans sa maison, ou dans ses relations le dimanche à Bousson, en rapport dans ses relations avec la famille Naulhac. — Maison à deux pièces, au premier.
6	Hautevaurs (Ytrac).	15	15	89	1	Téron.	7	4	M. 23 ans M. 17 — M. 12 — M. 50 —	16 août 1868 17 id. — 18 id. — 20 id. —	20 jours p* de 20 j. 20 jours 20 jours	Guérison id. id. id.	3	1	1	1			Un foyer infectieux a paru se former dans la maison, vers les 4 malades qui ont été atteints de fièvre typhoïde pendant la 1re fois. Une autre maison du village avait eu l'an dernier. L'un de fièvre typhoïde. Cette maison est à une assez grande distance de la maison Téron. — Maison à deux pièces, au premier.
7	Cambaret (Carlat).	1	1	11	1	Bouneure.	11	4	F. 12 ans M. 14 — M. 10 — F. 50 —	23 août 1868 30 id. — 8 sept. — 20-30 s. —	30 jours 15 — 15 — 30 —	Guérison id. id. id.	7		1	6			Le village de la Calsade, qui était infecté de fièvre typhoïde eut à une petite distance de ce hameau de Cambaret. — Il y avait des relations entre les habitants des deux localités. — Le ménage Bouneure habite une maison à deux pièces, au rez-de-chaussée.
8	Le Bouissou (Arpajon)	2	4	16	3	Hébrard.	3	2	M. 47 ans F. 15 —	16 sept. 1868 18 oct. —	20 jours 14 —	Guérison id.				1			Chez le premier individu atteint, la fièvre typhoïde s'est développée en apparence d'une manière spontanée. — La maison Hébrard a deux pièces, au rez-de-chaussée. — Chacune des ces pièces loge une famille différente.
						Dimanche.	5	4	M. 25 oct. 1868 M. 47 — F. 9 — F. 2 —	27 id. — 4 nov. — 2 déc. —	20 jours 15 — 21 — —	Guérison Mort. Guérison id.	1			1			Il y avait entre ce ménage et le précédent un va-et-vient continuel. La famille Dimanche n'a qu'un appartement au rez-de-chaussée.
						Delmas.	4	2	F. 11 ans F. 49 —	16 oct. 1868 5 nov. —	30 jours p* de 36 j.	Guérison id.	2		1	1			Ce ménage habite dans la même maison que les ménages Hébrard, premier atteint de la localité. — Les deux familles sont fréquemment mêlées.
9	Lessenat (Carlat).	12	12	171	1	Garrouste.	5	3	F. 60 ans F. 5 — F. 2 —	17 oct. 1868 22 id. — 1er nov. —	p* de 50 j. 17 jours id.	Guérison id. id.	2		1	1			Le village de Lessenat fait partie de la commune de Carlat. — Une épidémie de fièvre typhoïde a régné dans le chef-lieu de la commune au printemps et en automne et non de Cele. — Les deux personnes épargnées avaient eu la fièvre typhoïde en 1861. — La famille habite une seule pièce, au rez-de-chaussée.
10	Prentinhac (Roannes).	17	24	107	1	Mazel.	7	7	M. 51 ans F. 48 — F. 12 — M. 5 — M. 18 m. F. 16 —	17 oct. 1868 25 id. — 27 id. — 28 id. — 29 id. — 27 nov. —	30 jours 40 — 47 — 20 — 30 — 23 —	Guérison Mort. Guérison id. id. id.	0						Chez le premier atteint de cette série, la fièvre typhoïde a paru se développer spontanément. — Le ménage habite une maison à une seule pièce, au rez-de-chaussée, encombrée et d'une malpropreté sordide.
11	Arpajon.	95	159	617	1	Chassaign*	6	1	F. 11 ans	27 oct. 1868	30 jours	Guérison	5	1	2	2			La malade était élève externe du collège d'Arpajon, et était vraisemblablement en rapport avec les germes de la maladie dans ces divers élèves venant des maisons ou de la fièvre typhoïde était régnante. Ces peu de temps après elle. — Le ménage Chassaign habite une maison à une seule pièce, au rez-de-chaussée.

IMP. H. GENTST.

ANNEXE AU TABLEAU N° 2.

Ménages et Localités exposés à la contagion par l'admission d'un malade atteint dans l'un des foyers épidémiques ci-dessus ou autres.

	Foyer épidémique d'où part LE MALADE.	DATE du transport	MÉNAGE sain qui le reçoit.	LOCALITÉ à laquelle appartient ce ménage.	NOMBRE de ses			Nombre des individus dans le ménage qui reçoit le malade	Classement de ces individus en catégories de					Nombre des atteints	SEXE et âge des individus atteints	DATES d'invasion.	DURÉE de la Maladie.	TERMINAISON.	Autres ménages atteints consécutivement dans la localité.	Nombre des localités dans ...	OBSERVATIONS.
					Maisons.	Ménages.	Individus.		1ᵉʳ enfance.	2ᵉ enfance.	Âge adulte.	Âge de retour.	Vieillesse.								
1	Carlat.	1ᵉʳ-10 juin 1868.	Ménage	La Calsade. (Badal.)	6	7	27	2			1		1	2	F. 85 an F. adult			Mort. Guérison	M Tourtoulou M........ M. Fresquet.	2 2 1	La fièvre typhoïde fut importée dans le ménage....... par une jeune fille atteinte dans le bourg de Carlat, où était domestique, au commencement du juin 1868, et reçue dans sa famille à la Calsade dès le début de son affection. fut assez grave, mais se termina par la guérison.
2	id.	20-30 juin 1868	Ménage Bastide	Dat-Soubairol. (Carlat.)	5	5	26	5	1	1	3			3	F. 38 an F. 15 M. 4	25 août 1868 1ᵉʳ.-10 sep.— 10-20 sep.—	21 jours	Guérison id. id.	0		La fièvre typhoïde fut importée dans le ménage Bastide une femme de 64 ans, tombée malade à Carlat où était à la fin juin 1868.— Sa maladie fut grave, dura deux et se termina par la guérison. — Le ménage Bastide h une maison entière à deux pièces, assez bien-cl-chaussée.
3	Ménage Laparra de Carnejac (Giou-de-Mam.)	3 nov. 1868.	Ménage Julhes	Carnejac (G.-de-M)	22	23	113	5		2	3			4	F. 7 an F. 2 M. 15 F. 38	28 nov 1868 8 déc. — 17 jan. 1869 15 fév. —	15 jours 14 — 25 — 20 —	Guérison id. id. id.	0		Le sujet qui importa la fièvre typhoïde était un enfant 13 ans, berger dans le ménage Laparra du village m. Atteint le 1ᵉʳ novembre 1868, il se retira dans sa famille s'journa par sa maladie qui fut très grave, dura plus de 35 jo et se termina par la guérison. — Le ménage Julhes h une maison entière, à une seule pièce, au rez-de-chau
4	id.	1ᵉʳ nov. 1868.	Ménage Labro	id.	22	23	113	6		4	1	1		0					0		Le sujet qui porta la fièvre typhoïde dans le ménage une jeune fille de 18 ans, atteinte le premier novembre le ménage Laparra où elle était domestique comme le p déct. et retirée chez ses parents dès les premiers jours maladie qui dura plus de 25 jours et se termina par la gué Le ménage Labro habite une maison entière à une pièce, au premier.
5	Boussac.	14 août 1868.	Ménage Naulhac.	Fraisse-Bas. (Polmin.)	5	5	36	4		1	1		2	2	F. 70 ans M. 9	27 août 1868 26 sept. —	pᵈᵉ 19j. 14 jours	Guérison id.	0		La fièvre typhoïde fut importée dans le ménage Nau par un jeune homme de 25 ans, atteint le 17 août tom à le lendemain de son retour de Dat-Soubairol où elle v de passer 15 ou 20 jours dans la maison Bastide infect fièvre typhoïde. — Sa maladie fut grave et très longue se termina par la guérison. — Le ménage Naulhac habite une maison à une seule pièce, au rez-de-chaussée.
6	Ménage Bastide du Dat-Soubairol. (Carlat).	16 sep. 1868.	Ménage Besombes.	Lintat. (Arpajon)	20	21	101	7		1	6			0					0		La fièvre typhoïde fut importée dans le ménage pa femme de 38 ans, atteinte de la maladie le 16 septembre le lendemain de son retour de Dat-Soubairol où elle v de passer 15 ou 20 jours dans la maison Bastide infectée fièvre typhoïde. — Sa maladie fut grave et ... se termina par la guérison. — Le ménage Besombes h une maison à une seule pièce, au rez-de-chaussée.
7	Boussac.	2 oct. 1868.	Ménage Delmas.	Tabèse (G-de-M)	8	3	17	6		1	4	1			F. 23 ans M. 14 M. 15 M. 50 M. 19	16 oct. 1868 id. 17 oct. 1868 20 id. — 22 id. —	46 jours 12 — 15 — pᵈᵉ30j. 20 jours	Mort. Guérison id. id. Mort.	0		La fièvre typhoïde fut importée dans la maison De par un jeune homme de 16 ans, tombé malade à Bou dans une ferme où il y avait en déjà à cas antérieurs même affection. Entré dans cette ferme le 2 septemb alors qu'il n'y avait plus de malades depuis 15 jours, et il y fut pris de fièvre typhoïde le 24, et transporté à Ta le 2 octobre. — Sa fièvre fut de moyenne gravité, de jours et se termina par la guérison. — La famille Delmas bite une maison entière à deux pièces, au premier, assez aiseuses et très proprement tenues.

TABLEAU N° 3. — ANNÉE 1869.

N° D'ORDRE.	NOMS des LOCALITÉS.	NOMBRE DES maisons.	ménages.	Individus.	Nombre des Ménages atteints.	Désignation de ces MÉNAGES.	Nombre des indiv' dans les ménages atteints	Nombre des individus atteints	Sexe et âge des Individus atteints.	DATES D'INVASION.	DURÉE de la MALADIE.	TERMINAISON MAISON	Nombre des individus épargnés.	1er enfance.	2e enfance.	âge adult.	âge de retour	Vieillesse.	OBSERVATIONS.
1	Dat-Sou-bairol. (Carlat).	5	5	26	1	Galéry.	6	3	F. 38 ans M. 11 — F. 6 —	6 mai 1869 21 id. — 23 id —	30 jours p' de 6 j. p' de 14 j.	Guérison id. id.	3	1	1	1			Au mois d'octobre 1868, une personne de cette famille, atteinte de fièvre typhoïde dans une autre maison du village, atteinte de cette maladie, s'était retirée chez elle et y avait passé un mois malade sans que la contagion s'établit alors. — Maison à une seule pièce, au rez-de-chaussée. — Des trois épargnés, l'un (adulte), avait eu autrefois la fièvre typhoïde.
2	Hautevaurs (Ytrac).	15	15	89	1	Bénech.	6	3	F. 14 ans M. 25 — M. 8 —	19 mai 1869 22 juin — 24 id. —	35 jours tr. long. 15 jours	Mort. Guérison id.	3			1	2		Ce ménage habitait depuis le 2? mars 1869 une maison occupée auparavant par le ménage Téron lequel y avait eu 4 cas de fièvre typhoïde, en août et septembre 1868. — Maison à deux petites pièces, au premier. — Des trois épargnés l'un (adulte), avait eu déjà la fièvre typhoïde.
3	Compousti* (Prunet).	1	1	9	1	Vialard.	9	8	M. 12 ans F. 36 — M. 9 — M. 14 — F. 3 — M. 5 — M. 10 — M. 50 —	26 juil. 1869 10 août — 13 id. — 14 id. — 17 id. — 21 id. — 25 id. — 1er sept.	25 jours 30 id. 18 id. p' de 30 j. 15 jours 18 id. 23 id. p' de 70 j.	Guérison id. id. id. id. id. id. id.	1	1					Le premier atteint, enfant de 12 ans, n'habitait la maison que depuis 18 jours lorsqu'il tomba malade après avoir traîné quelque temps. Il venait d'Aurillac où il était élève externe dans une école primaire. Il commença à traîner peu après son arrivée, et probablement il portait de la ville les germes de sa fièvre typhoïde. — Maison à deux pièces, ou rez-de-chaussée.

www.ingramcontent.com/pod-product-compliance
Lightning Source LLC
Chambersburg PA
CBHW060523210326
41520CB00015B/4282